AF298739

Scinc...
N° 733
/1891

T 26
79 e

NOUVELLES ÉTUDES

CONCERNANT

LES BACILLES TUBERCULEUX

QUE M. LE PROFESSEUR R. KOCH PRÉTEND AVOIR DÉCOUVERTS

MAIS QUI N'EXISTENT PAS

L'ERREUR DE SA DOCTRINE SUR L'ÉTIOLOGIE DE LA TUBERCULOSE

ET LA NON-VALEUR

ET LES DANGERS DE SON NOUVEAU PROCÉDÉ DE GUÉRISON

PAR

H. W. MIDDENDORP

DOCTEUR MÉDECIN

PROFESSEUR DE PATHOLOGIE GÉNÉRALE ET DE PATHOLOGIE ANATOMIQUE

A GRONINGUE (PAYS-BAS)

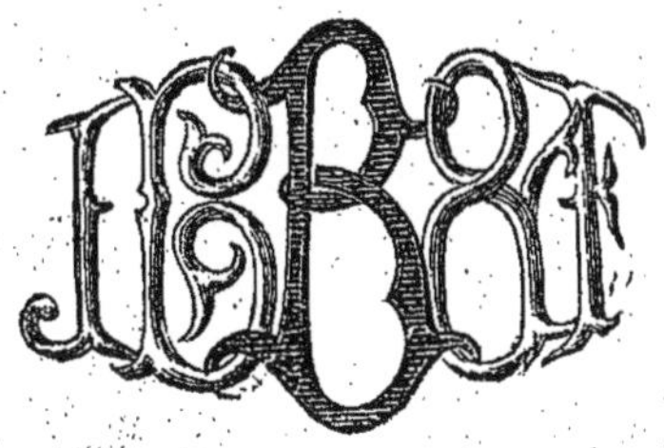

PARIS

LIBRAIRIE J.-B. BAILLIÈRE ET FILS

19, rue Hautefeuille, près du boulevard Saint-Germain.

1891

Tous droits réservés.

NOUVELLES ÉTUDES

CONCERNANT

LES BACILLES TUBERCULEUX

DU MÊME AUTEUR

De hypodermatische aanwending van acet. morphii bij cholera asiatica, 8° 1866.

Het vliezig slakkenhuis in zijne wording en in den ontwikkelden toestand. 4° met platen. Academisch proefschrift, 1867.

De waarde van groote en kleine inrichtingen voor het geneeskundig onderwijs, 8° 1870.

De anatomie de hoeksteen voor den tempel der geneeskunde. Inwijdingsrede uitgesproken 7 october 1871, 8°.

Centralisatie van hooger onderwijs voor geneeskundigen. 8° 1876.

Atresie der Arteria pulmonalis mit 2 Tafeln. (**Internationale Monatschrift für Anatomie u. Histologie**, 1886, Band III, Heft 7).

Die Injection der Mamma. — Mit 2 chromolithographischen Tafeln. Leipzig, 1887.

Le remède de **Koch**, sa valeur contre la tuberculose. Paris, J.-B. Baillière et fils, 1891.

403-91. — CORBEIL. Imprimerie CRÉTÉ.

NOUVELLES ÉTUDES

CONCERNANT

LES BACILLES TUBERCULEUX

QUE M. LE PROFESSEUR R. KOCH PRÉTEND AVOIR DÉCOUVERTS

MAIS QUI N'EXISTENT PAS

L'ERREUR DE SA DOCTRINE SUR L'ÉTIOLOGIE DE LA TUBERCULOSE

ET LA NON-VALEUR

ET LES DANGERS DE SON NOUVEAU PROCÉDÉ DE GUÉRISON

PAR

H. W. MIDDENDORP

DOCTEUR MÉDECIN

PROFESSEUR DE PATHOLOGIE GÉNÉRALE ET DE PATHOLOGIE ANATOMIQUE

A GRONINGUE (PAYS-BAS)

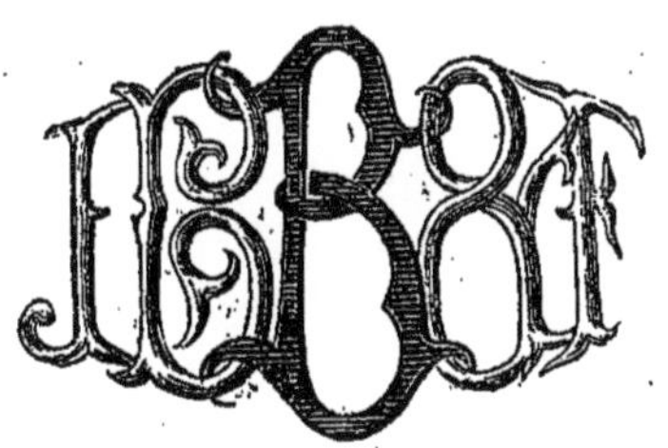

PARIS

LIBRAIRIE J.-B. BAILLIÈRE ET FILS

19, rue Hautefeuille, près du boulevard Saint-Germain.

—

1891

Tous droits réservés.

NOUVELLES ÉTUDES

CONCERNANT

LES BACILLES TUBERCULEUX

Les objections venues de divers côtés à l'égard de mes recherches et de mes opinions concernant la doctrine de **Koch** sur l'étiologie de la tuberculose et sa méthode curative, m'obligent à m'étendre sur quelques points de la brochure que j'ai publiée précédemment (1), lesquels, en raison de la brièveté du temps qui m'était départi, et parce que je les supposais suffisamment connus, ont été alors traités d'une manière succincte.

Après les dernières révélations de **Koch**, vers la mi-janvier de cette année, il me parut nécessaire, dans l'intérêt du grand nombre des malades qui, espérant tout de sa méthode curative, ne manquaient pas de s'y soumettre, de faire connaître aussitôt que possible mon opinion sur son remède.

A l'heure actuelle l'enthousiasme a disparu, le calme est revenu dans les esprits ; presque partout, à l'exception de quelques adhérents ardents et opiniâtres, on a renoncé à l'emploi de ce remède. Nous pouvons donc examiner de plus près la doctrine de **Koch** sur l'étiologie de la tuberculose, et le procédé curatif qu'il a basé sur cette doctrine.

Je saisirai cette occasion pour communiquer aussi les résultats produits par l'injection de la lymphe de **Koch** (la tuberculine) sur les quatre chiens dont je parlais à la fin de ma brochure.

Comme je le disais alors, la tuberculine de **Koch** était considérée comme un arcane jusqu'au milieu de janvier.

(1) *Le remède de Koch, sa valeur contre la tuberculose.* J.-B. Baillière et fils. Paris, 1891.

A mon avis il était contre tout droit, contre toute raison et indigne d'un médecin d'user de ce remède sur les malades, ainsi que procédaient non seulement des médecins ordinaires, mais encore et surtout des sommités médicales ; fait jusqu'ici sans exemple dans l'histoire de la médecine, attendu que l'homme n'est pas un sujet d'expérimentation comme les animaux.

Dans ses dernières révélations (1), **Koch** dévoila dans une certaine mesure le secret de son remède. Seulement tout ce que nous en apprîmes, c'est que la tuberculine est un extrait glycériné tiré des cultures pures du bacille de la tuberculose ; il se garda de nous renseigner sur le *mode* de préparation, quoiqu'il eût dit lui-même : « La tâche prochaine qui s'impose aux médecins a pour objet d'étendre l'étude de ce remède au delà de la sphère actuelle, et de chercher à appliquer encore aux autres maladies susceptibles d'une telle indication les principes qui ont servi de base à cette découverte. Cette tâche exige naturellement la *connaissance complète* du remède en question, et, par suite, je crois le moment venu de fournir à ce sujet les renseignements indispensables. C'est ce que je vais faire maintenant. »

Cependant il ajoutait encore ce qui suit et ce qui est bien important, vu l'emploi de son remède sur certains malades. —
« **Il contient,** dit-il, **une certaine quantité de substance tuberculeuse nécrosante,** *dont une dose déterminée lèse, même chez l'individu sain, certains éléments histologiques, peut-être les leucocytes ou des cellules qui s'en rapprochent, et produit ainsi la fièvre avec tout l'ensemble de symptômes caractéristiques ; chez le tuberculeux une proportion beaucoup plus faible de cette substance suffit déjà pour provoquer, en des points particuliers, notamment dans ceux où des bacilles tuberculeux végètent et où ils ont imprégné les tissus ambiants de cette substance nécrosante, une nécrose plus ou moins étendue des cellules, en même temps que des phénomènes corrélatifs intéressant l'ensemble de l'organisme.* »

C'est alors que, connaissant depuis plusieurs années la virulence de la tuberculose, résultat de nombreuses expériences dans lesquelles je m'étais servi aussi *de la substance tuberculeuse nécrosante,* j'estimai qu'il ne m'était plus longtemps permis de me

---

(1) *Deutsche Medic. Wochenschrift,* n° 3, 1891.

taire et je me crus obligé de protester contre l'emploi d'une telle méthode curative. En premier lieu parce que mes recherches sur la tuberculose m'avaient donné l'assurance que cette méthode curative ne reposait sur aucune base rationnelle ; en second lieu parce qu'il devait absolument dépendre *du mode de préparation,* — que **Koch**, malgré les invitations répétées aussi des journaux médicaux de Berlin, n'a pas encore fait connaître — que *son soi-disant remède, justement parce qu'il contient une quantité déterminée de substance tuberculeuse nécrosante,* peut être nuisible en sens *spécifique* et même *dangereux.*

Certes, si *cette quantité déterminée de substance tuberculeuse nécrosante ne perd pas sa virulence spécifique* par le mode de préparation de la lymphe de **Koch**, on verra, chez le malade, une tuberculose miliaire se développer si la résorption a lieu à la suite d'une injection sous-cutanée. Cette éventualité devait alors et doit encore être prise en considération sérieuse pour deux raisons : 1° parce que la dose tout en étant, il est vrai, chaque fois minime, la lymphe fut toutefois injectée à diverses reprises et de plus à dose augmentée ; 2° parce qu'il est aussi très vrai *qu'une quantité minime de cette substance tuberculeuse nécrosante* suffit à produire une tuberculose miliaire assez véhémente, ainsi que je l'ai relevé ailleurs (1).

Dans la série 50 de mes expériences, 20 *milligrammes* de cette masse tuberculeuse nécrosante humide, injectée dans le sang, suffirent pour tuer le premier chien après vingt jours de symptômes manifestement infectieux, septicémiques, avant qu'il se manifestât une éruption de tubercules miliaires ; tandis qu'au bout de trente-six jours le second chien de cette série, injecté de la même manière, présenta une tuberculose miliaire léthale.

Dans la série 58, 12 *milligrammes* même de cette substance tuberculeuse nécrosante suffirent pour produire une tuberculose miliaire véhémente (n° 2 et n° 4), et même léthale (n° 3 des chiens de cette série).

La masse tuberculeuse nécrosante introduite dans le sang en petite quantité peut donc causer la mort dans l'espace de trois semaines, en présentant des symptômes septicémiques, avant qu'il se développe une tuberculose distinctement visible à l'œil nu (1),

(1) *Loc. cit.*, page 17.

et même plusieurs jours avant qu'il se manifeste un début de développement visible au microscope, comme nous le montre l'observation suivante (série VI, n° 1) de mes expérimentations :

3 mars 1874. — Injection de ± 2 grains = 120 milligrammes de masse tuberculeuse caséeuse, provenant d'une autopsie du même jour, dans le sang de trois chiens.

N° 1. — Animal robuste, de grosseur moyenne, bien nourri. Dès le premier jour, malade et triste avec peu d'appétit; il maigrit beaucoup pendant les jours suivants. Pendant qu'il perd presque tout appétit, il est très altéré et souffre d'une transpiration très forte. L'animal succomba le 12 mars, par conséquent le 9e jour.

Autopsie. — On n'aperçoit dans aucun organe aucune éruption. Le foie est mou et montre, à l'examen microscopique, une forte dégénérescence graisseuse des cellules. La rate est molle et hypertrophiée.

N° 2. — Sacrifié le 21 mars (18 jours après l'injection).
Autopsie. — Sur la surface des deux poumons granulations disséminées, peu nombreuses, à peine visibles pour la plupart, quelques-unes submiliaires. Dans les autres organes rien de particulier.

N° 3. — Tué le même jour, 21 mars.
Autopsie. — Sur la surface des deux poumons tubercules plus nombreux que chez le chien n° 2. De même dans le parenchyme, où plusieurs tubercules submiliaires sont déjà distinctement visibles. En outre, dans tous les lobes, en plusieurs endroits hyperhémies miliaires avec un point gris blanc au centre, ainsi que quelques petits conglomérats de la grosseur d'un grain de millet. Dans les autres organes, rien de particulier.

Le caractère infectieux de cette substance tuberculeuse nécrosante est en outre bien évident dans la série II (1). Quatre jours après que la masse eut été introduite entre les muscles, l'animal mourut d'un phlegmon véhément. **Villemin** et **Waldenburg** mentionnent aussi quelques cas chez leurs animaux d'expérimentation dans lesquels ceux-ci ont succombé de la même manière, comme nous le verrons à la fin de ces observations.

On comprend que la résorption du tissu sous-cutané ne se fera ni aussi facilement, ni en même temps, comme dans les cas où l'injection est pratiquée directement dans le sang, mais, comme les expérimentations nous le montrent, elle est en tout cas possible et elle a lieu.

Aussi, d'après les propres paroles de **Koch**, il est hors de doute que cette substance tuberculeuse nécrosante est capable d'exercer

____

(1) *Loc. cit.*, p. 28.

une influence nuisible et, suivant les communications insérées dans la *Medicinische Central-Zeitung* du 8 juin, il vise lui-même à purifier sa « lymphe » ou sa *tuberculine* des substances nocives entrant dans sa composition.

Pour mieux apprécier la prétendue découverte des bacilles tuberculeux par **Koch** et leur rapport à la tuberculose, nous devons remonter à ses premières communications sur ces microbes.

« Je commençai, dit **Koch**, p. 5 (1), mes recherches sur de tels objets, dans lesquels je pouvais me tenir pour assuré de trouver la matière infectieuse, comme, par exemple, dans *des tubercules récemment développés, encore gris*, provenant du poumon d'animaux tués trois ou quatre semaines après l'injection. Des coupes de ces poumons, durcies dans l'alcool, furent examinées suivant les meilleures méthodes servant à la démonstration des bactéries.

Aussi des tubercules gris furent froissés, étendus sur des lamelles et ensuite examinés quant à l'existence de microorganismes. *Tous les efforts pour trouver dans ces préparations des bactéries ou d'autres microorganismes ne donnaient aucun résultat.* Comme de précédents essais pour colorer ces bactéries aussi efficacement que possible, et différemment du tissu avoisinant, avaient montré que l'addition de potasse aux solutions colorantes offre en quelques cas des avantages réels, ce procédé fut employé. Parmi les couleurs d'aniline les plus usitées, le bleu de méthyle peut supporter la plus copieuse addition d'alcali et c'est justement pourquoi cette matière colorante fut choisie ; de l'hydrate de potasse fut ajouté à une solution aqueuse de cette substance tant qu'il ne se formait pas un précipité, et que le fluide restait encore clair. Pour préparer cette mixtion, 1 centimètre cube d'une

____

(1) « Ich begann, dit **Koch** (p. 5 Mittheilungen aus dem Kaiserlichen Gesundheitsamte, II), meine Untersuchungen mit solchen Objecten, in denen der Infectionsstoff mit Sicherheit zu erwarten war, wie z. B. *in frisch entwickelten, noch grauen Tuberkeln* der Lunge von Thieren, welche drei bis vier Wochen nach der Impfung getödtet waren. Aus solchen in Alcohol gehärteten Lungen wurden Schnitte angefertigt und nach den für den Bacteriënnachweis bewährtesten Methoden untersucht.

Auch wurden *graue Tuberkel* zerquetscht, auf Deckgläsern ausgebreitet, getrocknet, und dann auf das Vorhandensein von Mikroörganismen geprüft.

Alle Bemühungen, in diesen Präparaten Bacterien oder andere Mikroörganismen aufzufinden, blieben ohne Erfolg. Da sich bei früheren Versuchen, die Bacterien möglichst kräftig und von dem umgebenden Gewebe differenzirt zu färben, herausgestellt hatte, dass der Zusatz von Alkalien zu den Farblösungen in gewissen Fällen wesentliche Vortheile bietet, so wurde auch dieses Verfahren angewendet. Von den gebräuchlichen Anilinfarben verträgt das Methylenblau den reichlichsten Zusatz von Alkalien, weswegen gerade dieser Farbstoff gewählt wurde und zu einer wässrigen Lösung desselben soviel Kalilauge hinzugefügt wurde, dass kein Niederschlag entstand und die Flüssigkeit eben noch klar blieb. Zur Herstellung dieser Mischung wurde 1 Ccm. einer concentrirten alcoholischen Methylenblaulösung mit 200 Ccm. destillirten Wassers gemengt, umgeschüttelt, und unter wiederholtem Schütteln noch 0,2 Ccm. von 10 proc. Kalilauge zugesetzt. Als mit dieser Farblösung Deckglaspräparate 24 Stunden hindurch behandelt wurden, zeigten sich **in der Tuberkelmasse** zum ersten Male sehr feine stäbchenartige Gebilde, welche, wie die weiteren Untersuchungen ergaben, sich vermehren und Sporen bilden können, also zu derselben Gruppe von Organismen wie die Milzbrandbacillen gehören. »

solution concentrée alcoolique de bleu de méthyle fut mêlé avec 200 centi-
mètres cubes d'eau distillée et, remuant continuellement, encore 0,2 centi-
mètres cubes d'hydrate à 10 p. 100 de potasse y furent ajoutés. Quand des
préparations eurent été traitées pendant vingt-quatre heures par cette solution, des corpuscules fins en forme de bâtonnets devenaient visibles pour la
première fois **dans la masse tuberculeuse**, lesquels corpuscules, comme
les recherches suivantes le montraient, peuvent se multiplier et former des
spores, et appartiennent ainsi au même groupe d'organismes que les bacilles
du charbon. »

Koch dit donc que c'est alors qu'il trouva, pour la première
fois, *dans la masse tuberculeuse*, des corpuscules très fins en forme
de bâtonnets.

Il ne dit cependant pas qu'il les rencontrait dans *des tubercules
frais, encore gris, sains et crus*.

C'est ce point surtout qu'il faut nous présenter clairement à
l'esprit, parce que c'est sur lui que se fonde mon opposition à
la doctrine de **Koch**, *car* **la masse tuberculeuse** *est chose tout
à fait différente d'un tubercule frais, récemment développé, gris
et cru*.

Voici pourquoi nous considérerons ce point de plus près.

Le tubercule, une fois parvenu à son entier développement,
conserve pendant quelque temps une structure saine, c'est-à-dire
qu'il ne montre point de dégénérescence, point de mortification,
point *de nécrose* dans ses cellules centrales ; il est solide, même
dur et s'appelle alors *cru*, du nom que lui donna improprement
Bayle (1) (*crudus*, non mûr). Il dépend de circonstances et de
causes locales et générales que cette dégénérescence, cette nécrose, se manifeste plus tôt ou plus tard.

Cette dégénérescence commence au centre en un ou bien en
plusieurs points, s'étend plus ou moins rapidement, enfin l'intérieur s'est complètement transformé en une masse nécrosante et
il n'en reste qu'une couche saine plus ou moins épaisse : c'est
alors que le tubercule s'appelle *en partie* ou *presque entièrement
caséeux*, parce que cette masse nécrosante et nécrotique a l'air
d'une substance caséeuse.

Dans ce centre caséeux où les noyaux résistent le plus longtemps à la nécrose, — ce qui, comme je l'ai dit ailleurs, a engagé

(1) *Recherches sur la phthisie pulmonaire*, Paris, 1810, p. 53.

à tort beaucoup d'auteurs à supposer dans le centre du tubercule des cellules géantes, c'est-à-dire de grandes cellules à noyaux multiples, — le tubercule ne montre plus de structure cellulaire et c'est alors qu'on le nomme aussi *tubercule ramolli, caséeux, nécrotique*, ou, à cause de sa couleur, *tubercule jaune* (*tuberculum flavum*)..

Donc les tubercules s'appellent *gris* et *crus* tant qu'ils ne montrent point de dégénérescence, point de nécrose; ils s'appellent tubercules *jaunes, caséeux, transformés en masse caséeuse* ou tubercules *nécrotiques*, quand ce processus est terminé, tubercules *nécrosantes*, quand la nécrose n'est pas encore complète.

La partie intérieure nécrotique du tubercule, qui à la coupe se laisse facilement enlever ou bien quelquefois se détache spontanément, s'appelle *masse tuberculeuse nécrotique*, ou, aussi longtemps que la dégénérescence n'est pas complète, *masse tuberculeuse nécrosante*, ou encore *masse tuberculeuse, matière* ou *substance tuberculeuse, détritus tuberculeux* et *masse caséeuse*.

Cette masse tuberculeuse se forme donc partout où les tubercules subissent cette dégénérescence, cette nécrose, quoique dans des espaces de temps différents partout et dans toutes les circonstances. Elle reste plus ou moins longtemps dans les points où s'est manifesté ce processus, à mesure qu'elle peut être enlevée plus ou moins facilement de ces endroits.

La masse tuberculeuse est cependant partout égale, soit qu'elle se présente dans des poumons tuberculeux, dans des glandes bronchiales, mésentériques ou d'autres glandes lymphatiques, soit qu'elle se forme dans les reins, le cerveau, les intestins, ou dans la substance spongieuse des vertèbres ou autres os.

Jusqu'à quel point cependant et pendant combien de temps la virulence demeure-t-elle sans s'affaiblir et intacte en ces divers points? Je n'oserais le dire jusqu'ici, mais cela n'est pas de grande importance dans la présente discussion.

La nécrose du tubercule, lorsqu'il s'en rencontre plusieurs de la grosseur d'un pois, d'une noisette ou d'une grosse noix, les uns près des autres dans les poumons, dans les infiltrations ou dans les conglomérats, est la cause principale de la formation des cavernes dévastatrices dans le poumon.

Dans les parois de ces cavités, cette masse tuberculeuse caséeuse ou nécrotique adhère encore assez longtemps, alors même qu'elle en est déjà, pour la plus grande partie, expulsée par l'expectoration, parce qu'il s'y trouve encore, pendant un temps plus ou moins long, des tubercules plus ou moins nécrosants.

C'est pourquoi on la rencontre, soit dans des tubercules nécrosants ou nécrotiques, soit libre dans les parois des cavités, mélangée avec la masse muqueuse expectorée par les malades.

Quand **Koch** cherchait l'origine bacillaire de la tuberculose, son intention, comme il le dit lui-même, était et à juste titre sans doute de nous montrer des bacilles dans des tubercules *récemment formés, frais, gris, crus, encore sains.*

De là ses paroles citées ci-dessus :

« Je commençai mes recherches sur de tels objets, dans lesquels je pouvais me tenir pour assuré de trouver la matière infectieuse, comme, par exemple, dans des tubercules récemment développés, encore gris, provenant du poumon d'animaux tués trois ou quatre semaines après l'injection, etc. » (1).

De là aussi son désappointement de ne pouvoir trouver des bacilles ou d'autres microorganismes dans des tubercules récemment nés, frais et encore gris, malgré l'emploi des meilleures méthodes servant à la démonstration des bactéries.

Comme nous l'avons indiqué ci-dessus, **Koch** avait vu, dans des expérimentations antérieures, que, quand il s'agit de colorer les bactéries aussi efficacement que possible et différemment des tissus environnants, l'addition d'alcali aux matières colorantes présente en certains cas des avantages : il se décida alors à se servir de ce procédé de coloration.

En traitant de cette manière pendant vingt-quatre heures ses préparations et ses coupes, **Koch** trouva pour la première fois, dans **la masse tuberculeuse**, des corpuscules très fins présentant la forme de bâtonnets.

Nous voyons donc que **Koch** *ne trouva pas ces bacilles pour la première fois* **dans des tubercules récemment nés, frais, encore gris, crus**, *mais qu'il les trouva dans* **la masse tuberculeuse.**

Remarquons aussi qu'il n'indique pas *où il a pris cette masse tuberculeuse.*

(1) « Ich begann meine Untersuchungen mit solchen Objecten, in denen der Infectionsstoff *mit Sicherheit zu erwarten war*, wie z. B. in *frisch entwickelten* noch *grauen* Tuberkeln der Lunge von Thieren, welche drei bis vier Wochen nach der Impfung getödtet waren, u. s. w. »

Il se peut qu'il l'ait prise soit dans la paroi de cavités tuberculeuses de tels poumons, soit dans des masses muqueuses expectorées, dans les crachats.

Il explique ensuite qu'avec beaucoup plus de peine, il a pu trouver aussi ces bacilles dans *des coupes*, mais il ne nous dit pas davantage que *ces coupes provenaient de tubercules frais, crus, récemment nés.*

Quoiqu'il ne nous indique pas d'une manière précise qu'il les a prises dans la paroi de cavités tuberculeuses des poumons, ses dessins les représentent comme provenant de ces dernières (fig. 13, 18 et 19), mais *il ne nous fait voir nulle part* des coupes de tubercules *récemment nés, frais, gris et sains.*

Au reste, dans ses nombreux dessins, **Koch** ne montre pas les bacilles tuberculeux dans des tubercules *frais, gris* et *sains,* mais dans des tubercules en voie de transformation en masse caséeuse (fig. 1, 2, 3, 4, 5, 8, 9, 21, 22, 31, 32, 33), ou encore dans la masse tuberculeuse caséeuse elle-même (fig. 12, 13, 15, 17, 18, 19, 24, 25, 27 et 29); et de quelle manière nous les présente-t-il ?

Tantôt montrant une pullulation non motivée, aussi irrégulière que prodigieusement dense, au point qu'il se trouve jusqu'à des centaines de bacilles sur un millimètre carré (fig. 12, 13, 15, 18, 19, 22 et 33), tantôt ne présentant sur cette même surface qu'un nombre très modeste de bacilles, voire même un seul (fig. 5, 14, 24, 25, 27 et 29), c'est-à-dire un arrangement absolument contraire à la disposition des parasites dans les affections essentiellement parasitaires, ce qui me donne toujours à penser que le dessinateur a lâché la bride à sa fantaisie.

Nulle part **Koch** ne nous fait voir, comme je viens de le remarquer, des bacilles dans *des tubercules frais, récemment nés, crus, encore gris;* nulle part il ne nous fait voir non plus, — bien qu'il attire particulièrement l'attention sur ce fait, que *dans toutes les affections tuberculeuses, les bacilles tuberculeux paraissent en premier lieu,* — qu'il y a aussi des bacilles *dans des tubercules encore en développement.* Nous les montrer là lui devrait être facile avec la solution de bleu de méthyle.

Voilà la quintessence du problème concernant la doctrine de **Koch** sur l'origine bacillaire de la tuberculose, sur les propriétés biologiques de ces microbes qu'il prétend avoir découverts, et sur la méthode curative qu'il a fondée.

Je nie qu'il existe des bacilles dans des tubercules sains, récemment nés, gris et crus, aussi bien *que dans des tubercules nécrosants jaunes* ou *caséeux,* comme **Koch** et les bactériologues de son opinion voudraient nous le faire croire, et *de même je nie qu'il en soit ainsi dans les cavernules, tant qu'elles ne sont pas encore en communication avec des bronchioles.*

Quand celles-ci communiquent avec des cavités petites ou grandes dans des poumons tuberculeux et qu'il y a ainsi un rapport direct le long des bronches, de la trachée et du larynx, entre ces cavités et la cavité buccale, la situation devient tout autre.

Alors il peut se trouver des bacilles dans ces cavités et de même cela peut être le cas dans la masse muqueuse expectorée, dans les crachats; mais je nie *que ces bacilles,* comme **Koch** le prétend, *soient d'aucune importance spécifique pour les tubercules ou la tuberculose,* et en premier lieu *qu'ils aient quelque relation causale* avec celle-ci.

Les *bacilles* qui se trouvent dans ces *cavités tuberculeuses communiquant avec des bronchioles* et dans la *masse muqueuse expectorée, dans les crachats,* sont des *bacilles communs du mucus buccal* qui y sont arrivés comme tels, c'est-à-dire comme des *bacilles déjà développés* ou bien en *forme de spores,* qui, dans ce cas, s'y sont développées en bacilles. Ces *bacilles dévoyés du mucus buccal* sont en outre *encore vivants,* ou ils sont *déjà morts,* ce qui a lieu quand les crachats et les coupes ont été traités avec quelques réactifs, ou quand la substance a été soumise aux cultures et aux procédés de coloration des bactériologues. Voilà la raison pour laquelle **Koch** ne décrit pas la locomotion propre à ces microbes et ne la leur attribue pas; soit donc que ces bacilles dévoyés du mucus buccal se trouvaient déjà à l'état de bacilles développés dans ces cultures, ou bien que les spores s'y étaient développés en bacilles durant la culture.

Ce n'est pas dans les *masses muqueuses expectorées,* ni *dans la masse tuberculeuse prise* de la paroi *d'une cavité ou caverne* de poumon tuberculeux *communiquant avec une bronchiole,* ni *dans des cultures* traitées pendant plusieurs jours dans l'étuve des bactériologues, *mais c'est dans les tubercules en développement* ou *dans des tubercules déjà tout à fait développés, encore frais, gris, crus et sains,* que **Koch** doit nous montrer les bacilles, s'il veut que nous ajoutions foi à sa doctrine, basée sur ce que ces bacilles sont en relation causale avec la tuberculose.

De la question de savoir *si les bacilles tuberculeux existent ou n'existent pas dans des tubercules en développement et dans des tubercules récemment développés encore gris et crus, dépend leur rapport étiologique avec la tuberculose ;* de la même question dépendent aussi toutes les autres spéculations prolixes et dialectiques de **Koch** concernant ces prétendus microbes, à mon avis aussi absurdes que ses conclusions sont fausses en ce qui concerne *les qualités biologiques de ces microbes qu'il prétend* avoir découverts, mais qui n'existent pas.

Dans le cas où **Koch** nous montrerait ces microbes, *aux endroits par nous indiqués et se présentant dans une disposition et une agrégation conformes à la nature et à l'arrangement des parasites dans des affections vraiment parasitaires* et non pas tantôt en foule innombrable non motivée, tantôt en nombre extrêmement restreint, je serais le premier à reconnaître que nous avons fait quelques pas quant à l'origine bacillaire de la tuberculose. Jusqu'à ce que pareille constatation ait été faite, — et jusqu'ici **Koch**, comme je viens de le dire, ne nous montre des bacilles, *ni dans des tubercules en développement, ni dans des tubercules frais, gris, récemment développés,* — on comprendra certainement que je doive protester contre toutes les considérations de **Koch** sur ces prétendus bacilles tuberculeux.

De même je dois considérer les figures 1, 2, 3, 4, 5, 8, 9, 21, 22, 31, 32 et 33, données par **Koch**, — lesquelles nous montrent ces bacilles dans des tubercules *jaunes, caséeux,* ne communiquant pas encore avec des bronchioles, — comme incompatibles avec la réalité et simplement comme des figures fictives, parce que, dans des tubercules de cette nature, je n'ai jamais pu découvrir des bacilles.

Pour autant que ces figures montrent des bacilles tuberculeux dans des crachats (fig. 14, 15 et 16) ou dans la paroi de cavernes (fig. 13, 18 et 19), ce ne sont, à mon avis, que des bacilles communs du mucus buccal.

Étant donné que je n'ai jamais pu trouver de bacilles dans des

tubercules en développement ou dans des *tubercules récemment développés, frais, sains, encore crus, je dois aussi continuer de nier* le fait
si important aux yeux de **Koch**, que, dans toutes les affections
tuberculeuses, les bacilles tuberculeux se présentent en premier lieu.

N'étant pas persuadé de l'existence de ces microbes, je ne puis
donc non plus être d'accord avec **Koch** quand il dit que ces
microbes produisent, en s'accroissant dans les tissus vivants
comme dans les cultures artificielles, certaines substances de
nature à influer sur les éléments vivants, environnant les cellules,
d'une manière variée, et sans doute nocive.

En un mot, tout ce que **Koch** nous apprend du bacille tuberculeux et de l'origine bacillaire de la tuberculose et ce que tant
de bactériologues et d'autres ont répété, *n'est, d'après moi, pas
soutenable* et *c'est pourquoi je dois refuser aussi toute base rationnelle* à son *traitement curatif* fondé sur les *qualités biologiques de
ces prétendus microbes.*

L'opinion de **Koch**, d'après laquelle les chiens seraient moins
susceptibles à l'inoculation de la tuberculose, s'accorde peu, du
reste, avec ce que mes expériences ont appris.

Dans toutes les séries où une masse tuberculeuse dont la virulence n'était pas enlevée d'une manière quelconque fut injectée,
le résultat était toujours décidément positif et il se manifestait
une tuberculose miliaire plus ou moins prononcée. C'est de cette
manière que succombèrent, dans la série 2 un chien en 28 jours ;
dans la série 27 deux : l'un en 37, l'autre en 44 jours ; dans la
série 31 trois en 21, 33 et 40 jours ; dans la série 38 deux en 30 et
47 jours ; dans la série 41 un en 38 jours ; dans la série 43 deux
en 22 et 45 jours ; dans la série 44 deux en 62 et 67 jours ; dans la
série 46 un en 52 jours ; dans la série 50 un en 36 jours ; dans la
série 53 un en 60 jours ; dans la série 58 deux en 66 et 76 jours ;
dans la série 62 un en 71 jours ; dans la série 77 un en 67 jours ;
enfin dans la série 91 un en 32 jours.

Je profiterai en même temps de cette occasion pour communiquer les résultats des expériences mentionnées à la fin de ma
précédente brochure, expériences dans lesquelles la lymphe de
Koch fut injectée dans le sang et par la voie hypodermique chez
quatre chiens.

L'opération eut lieu le 31 janvier dernier. Solution phéniquée diluée à 1/2 p. 100.

N° 1. — Chienne noire, robuste.

A cette chienne j'injectai 1 gramme de la lymphe directement dans le sang, par la veine jugulaire externe.

Les dix jours suivants, un peu de tristesse avec appétit relativement bon. L'animal se rétablit bientôt et reste ensuite assez gai et bien portant, bien qu'il répandît continuellement une odeur désagréable.

Jusqu'au commencement de mars — le thermomètre fut appliqué deux fois par jour dans l'anus à intervalles égaux — la température varia entre 38°,2 et 38°,6 C.; rarement 38°,8; elle ne tomba qu'un seul jour jusqu'à 37°,6, variant les quinze jours suivants entre 38°,4 et 38°,7 et après la mi-avril demeure presque toujours entre 38°,2 et 38°,4.

Le 19 mars, l'animal mit bas dix petits. Trois d'entre eux moururent peu d'heures après la naissance. A l'autopsie ils n'offrent rien de particulier. Le 21 mars un autre succomba, de même que le 26 mars et 11 avril.

Autopsie. — Chez ces trois jeunes chiens, on ne trouve rien de particulier.

Le 23 avril, le septième, un petit animal bien maigre, expira.

Autopsie. — Cerveau, poumons, cœur, rien de particulier; foie, quatre tubercules miliaires. Reins : dans le rein droit 4 et dans l'autre 2 tubercules miliaires. Aussi la capsule du rein droit ne pouvait être enlevée sans perte de substance.

Le 26 avril, deux petits succombèrent encore. L'autopsie n'offrit rien de particulier. Chez ces jeunes animaux, les trois premiers exceptés, les organes furent aussi soigneusement examinés au microscope.

La mère fut tuée le 7 mai, soit 96 jours après l'injection, et de même le dernier petit chien. Chez tous les deux, je ne trouvai rien de particulier dans aucun organe.

N° 2. — Chien hirsute jaune. Injection directement dans le sang, de la même manière que pour le n° 1, de 3/4 de gramme du remède de **Koch**. Pendant la première huitaine, cet animal était très triste, du reste avec un appétit assez bon; après ce temps il devint plus gai et ne montra ensuite rien de particulier. Vers la mi-février la température varia pendant cinq jours entre 38°,9 et 39°,4; ensuite, jusqu'au 15 mars, elle se maintint entre 38°,4 et 38°,7 et les jours suivants entre 38°,2 et 38°,4.

Tué 15 avril ; 74 jours.

Autopsie. — Cerveau, cœur et poumons, rien de particulier.

Dans la cavité péricordiale, plévrale et péritonéale, rien de particulier, pas plus dans le foie. Dans le rein droit trois tubercules miliaires.

N° 3. — Chien noir. Injection sous-cutanée de 3/4 de gramme de la lymphe de **Koch** en deux endroits : sur le dos entre les omoplates et dans la région lombaire. De même que le n° 2, cet animal était triste pendant les douze jours suivants, quoique l'appétit fût assez bon; passé ce temps il n'offrait rien de particulier. Le thermomètre indiqua deux ou trois jours après le 15 février la plus haute température. — Elle varia entre 38°,2 et 39°; après le 6 mars, presque toujours entre 38°,4 et 38°,9.

Tué 11 avril ; 70 jours.

Autopsie. — Cerveau, cœur, poumons et foie rien de particulier. Reins : dans le rein droit 4, dans le rein gauche 8 tubercules miliaires. Viscères et autres organes : rien de particulier.

N° 4. — Petit chien brun jaune : Injection de la même manière que le n° 3, avec 1/2 gramme par la voie hypodermique. Dans les dix ou douze premiers jours l'état de cet animal était semblable à celui du n° 3.

Tandis que la température jusqu'au 25 février varia entre 38°,4 et 39°,2 ; elle s'éleva le 26 jusqu'à 40°, le 28 jusqu'à 40°,1 et le 2 mars 40°6, chaque fois avec rémission jusqu'à 39° et 39°,1 ; en outre l'animal était plus triste et avait peu ou point d'appétit et souffrait d'une forte diarrhée. Après le 6 mars, la température tomba au-dessous de 39°, variant ensuite jusqu'au 22 mars, entre 38°,3 et 38°7 ; après entre 38°,2 et 38°,4 ; tandis que, du reste, la condition était en général bonne.

Tué 11 avril ; 70 jours.

Autopsie. — Le cerveau n'offre rien de particulier, pas plus que les poumons et le cœur. Aussi dans le foie on n'aperçoit nulle part la moindre éruption, pas plus qu'à l'examen ultérieur fait sous le microscope. Reins : dans un des reins 4 et dans l'autre 5 tubercules miliaires. Viscères et autres organes : rien de particulier.

Les quatre chiens de cette expérience offraient donc pendant plusieurs jours une température un peu plus élevée, ce que nous pouvons mettre, à juste titre, sur le compte de la lymphe de **Koch** injectée.

Chez quelques-uns des chiens sains, le thermomètre fut introduit de temps à autre de la même manière ; il indiquait 37°,8 jusqu'à 38° centigrades.

Une tuberculose miliaire de quelque importance ne s'est manifestée chez aucun de ces animaux ; seulement sur quelques-uns d'entre eux je trouvai peu de tubercules miliaires ; ce fait prouve que la virulence de la substance tuberculeuse nécrosante, toujours contenue dans la lymphe — d'après la communication faite par **Koch** lui-même — avait disparu, pour la plus grande partie, mais pas entièrement, dans les 4 grammes de lymphe que je reçus du Dr **Libberts**.

Mais cette constatation ne nous donne pas le droit de lui reconnaître en général un caractère quasi aseptique, parce que le mode de préparation de la lymphe n'a pas encore été dévoilé jusqu'ici par **Koch**.

Au contraire il est évident que, suivant le mode de procéder adopté, tantôt la virulence peut être enlevée totalement, tantôt cela ne se peut.

C'est ce qui a été discuté de même au Congrès de Wiesbaden,

où, de divers côtés on avança (comme l'a relaté plus tard le *Abgeordnetenhaus*, pendant les débats relatifs à la création, en Prusse, d'un Institut pour l'étude des maladies infectieuses) qu'il est impossible d'affirmer que tous les flacons de lymphe de **Koch** contiennent une substance présentant la même composition.

Ceci résulte aussi incontestablement des décès imprévus mentionnés par quelques médecins.

En effet, çà et là des malades ont succombé, peu après l'injection de ce remède, en présentant un ensemble de manifestations absolument semblables à celles offertes par certains animaux d'expérimentation, morts après l'injection d'une substance tuberculeuse.

En tout cas, les expériences de **Villemin**, de **Waldenburg**, et les miennes, démontrent qu'une terminaison fatale est possible longtemps avant qu'une éruption vienne à se manifester, ainsi que nous le verrons plus loin.

Qu'on attribue la réaction et l'élévation de température observées chez la plupart des malades après l'injection de la lymphe de **Koch** à la substance tuberculeuse nécrosante demeurée spécifiquement virulente, contenue dans cette lymphe, ou qu'on les attribue aux éléments nocifs qui s'y forment peut-être pendant la préparation, *voilà un dilemme duquel on ne pourra sortir, aussi longtemps que* **Koch** *n'aura pas fait connaître la manière de préparer sa lymphe*, bien que je sois tenté d'admettre le premier de ces deux termes.

Il en est ainsi de la doctrine de **Koch** touchant le bacille tuberculeux, ses propriétés biologiques et la méthode curative qu'il a fondée sur elles.

Je ne puis qu'engager ceux qui seraient tentés de défendre cette doctrine à élucider tout d'abord le point suivant de la discussion.

C'est seulement de la question de savoir si les bacilles tuberculeux de **Koch** existent ou n'existent pas, que dépend sa doctrine. Si l'auteur lui-même ou ses adhérents prouvent, par des arguments convaincants, l'existence de ces prétendus bacilles tuberculeux, je n'hésiterai pas à admettre que dans la tuberculose nous n'avons pas à nous préoccuper d'une substance infectieuse de nature chimique, qu'au contraire nous devons attribuer les manifestations de la tuberculose à une cause bacillaire. Dans ce dernier cas nous pouvons examiner dans tous leurs détails les qualités biologiques de ces microbes et leur rapport étiologique avec la tuberculose.

Il s'agit donc de démontrer péremptoirement : 1° Qu'il existe des bacilles dans des *tubercules en développement et dans des tubercules récemment développés, encore gris, crus et sains*, dans lesquels **Koch** ne nous les a pas montrés jusqu'à ce jour ; 2° Que des bacilles se trouvent dans des tubercules jaunes, nécrosants, caséeux, comme le voudrait prouver **Koch** au moyen des figures qu'il a fait dessiner, reproduites après lui et sous le couvert de son autorité par un si grand nombre d'auteurs, figures cependant que je ne puis m'empêcher de qualifier de fictives et non comme la reproduction réelle des faits ; 3° Que des bacilles existent *dans des cavernules qui ne sont pas encore en communication avec des bronchioles.*

Si cependant ils ne peuvent pas nous les montrer dans ces divers endroits, nous n'avons rien à faire avec les considérations spéculatives de **Koch** et de ses adhérents concernant ces prétendus microbes.

Mais, sans égard à cette argumentation possible en faveur de l'existence de ces prétendus bacilles tuberculeux, le remède de **Koch**, *étant donnée* la quantité de substance tuberculeuse nécrosante qu'il renferme, *doit, à mon avis, être absolument repoussé.*

M. le professeur **Nothnagel** (de Vienne) (1) comparait la méthode curative de **Koch** à la vaccination de **Jenner** ; il parlait du *grand fait* de *celui-ci* et de la *découverte grandiose de celui-là*.

Jenner ne nous a cependant pas appris à inoculer de la matière provenant de véritables pustules de la variole, ainsi qu'il était d'usage de procéder avant lui, mais bien à nous servir de la matière provenant des pustules virulentes des mamelles des vaches, dont il avait reconnu la vertu protectrice à l'égard de la variole naturelle à la suite d'observations poursuivies durant plusieurs années.

Koch, au contraire, inocule de la substance tuberculeuse vraie : il dit lui-même que son remède contient une

____

(1) *Medicinische Revue*, 1890, n° 15.

certaine quantité de substance tuberculose nécrosante.

A la vérité il ne l'inocule pas à l'état frais, comme nous dans nos expériences : il la *couve*, il la *cultive* dans l'étuve ; il la *modifie* ou *l'altère* dans la préparation en procédant d'une manière jusqu'ici inconnue ; il la *modère* ou la *mitige* tant soit peu, mais pas assez pour qu'il ne se trouve encore, dans son remède, des traces appréciables de la matière virulente.

Nous avons vu qu'après l'injection de cette lymphe sur quatre chiens, des tubercules miliaires se sont développés et nous connaissons ses propriétés dangereuses par la publication d'observations cliniques et anatomo-pathologiques, dues à divers auteurs.

C'est pourquoi je suis fondé à soutenir que **Koch** *cherche à guérir* la **véritable tuberculose** *par* une **tuberculose cultivée, altérée** *et* **mitigée.**

En attendant ce que l'avenir nous révélera, mes recherches ont incontestablement mis un terme à l'emploi de ce soi-disant remède qui, en tout cas, ne peut se réclamer d'aucune valeur curative, alors surtout que, suivant le mode de préparation, il peut demeurer nocif en sens spécifique et même dangereux.

C'est pour cette raison que la valeur scientifique du procédé de guérison tenté par **Koch**, et à laquelle quelques-uns attribuaient tant d'importance, m'a toujours paru tout à fait douteuse.

De même je ne puis pas être d'accord avec ceux qui prétendent que les résultats de la doctrine de **Koch** nous ont fait faire un pas en avant quant à l'étiologie et à la thérapeutique de la tuberculose.

Au risque de me répéter, j'affirme que le tubercule en voie de transformation caséeuse **contient plus ou moins longtemps dans son intérieur de la substance tuberculeuse nécrosante.**

Dans sa dernière révélation de la mi-janvier 1891, **Koch** déclare qu'**une certaine quantité de substance tuberculeuse nécrosante** se trouve dans son remède.

Quelques-unes de mes expériences montrent d'une manière convaincante qu'**une minime quantité de cette substance,** aussi longtemps qu'elle n'a pas perdu sa virulence, suffit, dès qu'elle a été introduite dans le sang, pour déterminer une tuberculose miliaire assez véhémente.

Dans la série 58, aux n°s 2, 3 et 4 (1) il ne fut injecté que **1/5 de grain**, soit **12 milligrammes de substance tuberculeuse nécrosante à l'état humide**, tout au plus **2 milligrammes à l'état sec**. Cependant nous avons vu se développer, chez ces trois animaux, une tuberculose miliaire léthale, principalement des poumons et du foie.

On ne peut donc pas dire qu'il s'agissait, dans ces expériences, d'une saturation des animaux au moyen de masses tuberculeuses nécrosantes, comme certains contradicteurs ont voulu en faire l'objection.

Du mode de préparation de la lymphe de **Koch** dépend exclusivement le degré de virulence de la matière nécrosante, et, selon le cas, celle-ci ne sera en rien modifiée ou, au contraire, elle se résoudra totalement ou en partie.

Si ce dernier cas ne se présente pas, la puissance d'action de la lymphe à l'égard des organismes affectés de tuberculose ne dépasse pas, contrairement à ce qu'affirme **Koch**, — et l'expérience anatomo-pathologique aussi bien que les résultats de l'expérimentation justifient notre opinion — tout ce que nous connaissons parmi les matières médicamenteuses les plus énergiques, mais alors *ce soi-disant remède ne le cède en rien aux poisons les plus actifs*.

Certes nous pouvons sans doute admettre que, dans plusieurs cas, non seulement les symptômes sérieux observés après l'injection de la lymphe, mais encore les résultats de l'examen pathologico-anatomique, doivent être attribués à la substance tuberculeuse nécrosante nullement atténuée par la préparation.

Les résultats des expériences sont tout à fait conformes à ce que nous venons d'exprimer. Ils montrent d'abord que la substance tuberculeuse nécrosante peut occasionner des inflammations virulentes et dangereuses; comme nous l'avons vu dans la série II, (n° 1) de mes expériences où le chien succomba d'une phlegmasie étendue quatre jours après l'injection, et dans la série V de **Villemin** (2) où il fait mention de trois lapins qui moururent de la même manière après 3 et 8 jours et dans les séries suivantes de **Waldenburg** : Série I, où des lapins moururent respectivement après 6, 2, 10, 5, 8, 5, 6, 3 et demi, 4 et demi et 2 jours; série II,

(1) *Loc. cit.*, p. 16 et 19.
(2) *Loc. cit.*, p. 534.

où après 5 et 9 jours et série IV où, après 5 et 4 jours, des lapins succombèrent de cette manière.

En second lieu il résulte de ces expériences, que cette matière, une fois résorbée, peut occasionner une infection septique avec issue léthale peu de jours après l'injection, même avant qu'il se produise la moindre manifestation d'une éruption tuberculeuse, ainsi qu'il résulte évidemment des séries VI, L et LIII de mes expériences ; elles prouvent enfin que cette substance nécrosante peut produire une tuberculose miliaire toujours nuisible, et qui peut quelquefois devenir dangereuse.

C'est ce que nous a appris la dernière communication de **Koch** de la mi-janvier relativement à la constitution de son soi-disant remède et c'est pourquoi il était impardonnable d'injecter à des malades cette lymphe.

Au commencement de janvier, **Virchow** (1) attira particulièrement l'attention sur ce fait que des éruptions secondaires de nouveaux tubercules miliaires et submiliaires se manifestaient à l'autopsie de personnes sur lesquelles on avait, pendant une longue période, expérimenté le remède de **Koch**.

Fürbringer, dans la séance de la Société médicale de Berlin du 17 juin (2), nous a donné la statistique des phthisiques traités au moyen du remède de **Koch**, et décédés du 1er janvier au 1er juin 1891, à l'hôpital Friedrichshain. Il mentionne en même temps l'existence fréquente de la tuberculose miliaire constatée à l'autopsie des personnes auxquelles on avait injecté de la tuberculine durant leur maladie, et il l'évalue à 7 p. 100 au lieu de 1 p. 100 dans les cas où l'on ne s'était point servi de tuberculine. A cette communication **Virchow**, dans la même séance, ajouta que sur 54 cas traités par la tuberculine, on rencontra dans 34 cas une tuberculose miliaire.

C'est pourquoi il serait encore plus impardonnable, aujourd'hui que de divers côtés on a reconnu les désavantages et les dangers de la méthode soi-disant curative de **Koch**, de traiter les malades au moyen de sa lymphe, bien que de rares partisans opiniâtres de sa doctrine aient considérablement diminué les doses injectées.

(1) *Die Wirksamkeit des Koch'schen Heilmittels gegen Tuberculose. Amtliche Berichte der Kliniken u. s. w.* Berlin, 1891, p. 265.
(2) *M. C. Zeitung*, 20 juin 1891.

Dès que **Koch** nous eut appris que la cause de la tuberculose devait être cherchée dans un bacille (comme nous le savons, c'est de l'année 1882 que date sa prétendue découverte), j'ai vivement combattu cette opinion dans mes cours comme dans mes discours particuliers et j'ai soutenu toujours que ses soi-disant bacilles tuberculeux ne sont que des bacilles communs du mucus buccal qui n'ont aucun rapport étiologique avec la tuberculose, mais je ne me suis pas ouvertement prononcé contre sa doctrine.

Plusieurs années auparavant, **Villemin** avait déjà clairement démontré la spécificité de la tuberculose. Les bacilles tuberculeux de **Koch** ne nous ont apporté aucun éclaircissement sur ce point. En outre, dans les neuf années écoulées depuis sa prétendue découverte, le fait de savoir si les médecins, une fois convaincus de la spécificité de la tuberculose, l'attribuaient ou ne l'attribuaient pas à l'influence de bacilles, n'a jusqu'ici rien ajouté à la thérapeutique de la tuberculose.

Mais du jour où Koch a essayé de fonder, sur les propriétés de ces prétendus bacilles, une méthode curative, — laquelle, à part sa non-valeur absolue, peut en outre être incontestablement dangereuse, — j'ai cru de mon devoir de prendre ouvertement parti contre lui.

Aussitôt qu'il eut fait connaître, dans une certaine mesure, la composition de sa lymphe et que nous apprîmes en même temps qu'elle renferme une certaine quantité de substance tuberculeuse nécrosante, je fis paraître ma brochure aussi bien en français qu'en allemand, afin que partout, dans le monde civilisé, les médecins pussent se persuader, le plus promptement possible, des revers inhérents à la méthode curative de **Koch** et j'estime qu'en agissant ainsi, j'ai contribué à préserver des milliers de malades des suites d'un traitement qui eussent été, en bien des cas, pires que le mal lui-même.

FIN

403-91. — Corbeil. Imprimerie Crété.

LIBRAIRIE J.-B. BAILLIÈRE et FILS

ARNOULD. — **Nouveaux éléments d'hygiène**, 1889, 1 vol. gr. in-8, de 1404 pages avec 272 figures, cartonné...................... 20 fr.

BEDOIN. — **Précis d'hygiène publique**, 1891, 1 vol. in-16, 321 pages avec figures, cartonné............................. 5 fr.

BOCQUILLON-LIMOUSIN. — **Formulaire des médicaments nouveaux et des médications nouvelles** pour 1891. 1 vol. in-16, 320 pages, cart. 3 fr.

DUCLAUX. — **Le lait.** Études chimiques et microbiologiques, par Duclaux, prof. à la Faculté des sciences de Paris, 1 vol. in-16 de 336 pag. avec fig. 3 fr. 50

GUBLER (A.) et LABBÉE. **Commentaires thérapeutiques du Codex médicamentarius** ou histoire de l'action physiologique et des effets thérapeutiques des médicaments inscrits dans la pharmacopée. 4ᵉ édition, révisée d'après la dernière édition du Codex. 1 vol. gr. in-8 de 1061 p................... 16 fr.

GUÉRIN (A.). — **Les pansements modernes**, le pansement ouaté et ses applications à la thérapeutique chirurgicale. 1 vol. in-16 de 392 pages avec figures............................... 3 fr. 50

HALLOPEAU. — **Traité élémentaire de pathologie générale**, comprenant la pathogénie et la physiologie pathologique, 1890, 1 vol. in-8 de 808 pages, avec 180 figures................................... 12 fr.

JEANNEL (J.). — **Formulaire officinal et magistral international**, suivi d'un mémorial thérapeutique, 4ᵉ *édition* en concordance avec le Codex d'un médicamentarius de 1884 et le Formulaire des hôpitaux militaires de 1884. 1887, 1 vol in-18 de xvi-1044 pages, cart.......................... 6 fr. 50

LAVERAN et TEISSIER. — **Nouveaux éléments de pathologie médicale**, 3ᵉ *édition*, 1888, 2 vol. in-8 de 1700 pages, avec figures............ 20 fr.

LUTON. — **Études de thérapeutique** générale et spéciale, avec application aux maladies les plus usuelles. 1882, 1 vol. in-8 de 472 p.......... 6 fr.

MACÉ (E.) — **Traité pratique de Bactériologie**, par E. Macé, professeur à la Faculté de médecine de Nancy. 1891, 1 vol. in-16 de 714 p., avec 173 fig. 10 fr.

— **Les substances alimentaires étudiées au microscope**, surtout au point de vue de leurs altérations et de leurs falsifications. 1891, 1 vol. in-8, 512 p. avec 24 pl. coloriées et 403 fig.......................... 14 fr.

NOTHNAGEL et ROSSBACH. — **Nouveaux éléments de matière médicale et thérapeutique**, exposé de l'action physiologique et thérapeutique des médicaments, précédé d'une introduction par Ch. Bouchard, membre de l'Institut. 1889, 1 vol. gr. in-8 de 920 pages..................... 16 fr.

TRÉLAT (U.) — **Clinique chirurgicale.** Leçons publiées par les soins de M. Pierre Delbet, 1891, 2 vol. in-8 de 800 pages chacun............. 30 fr.

VILLEMIN. — **Étude sur la tuberculose**, preuves rationnelles expérimentales de sa spécificité et de son inoculation. 1868, 1 vol. in-8 de 640 pages. 8 fr.

VINAY. **Manuel d'asepsie.** Stérilisation et désinfection par la chaleur. Applications à la médecine, à la chirurgie, à l'obstétrique et à l'hygiène, par Vinay, médecin des hôpitaux de Lyon. 1890, 1 vol in-18 de 600 pages avec 100 fig. 8 fr.

403-91. — Corbeil. Imprimerie Crété

www.ingramcontent.com/pod-product-compliance
Ingram Content Group UK Ltd.
Pitfield, Milton Keynes, MK11 3LW, UK
UKHW020110100726
13658UKWH00005B/2079